RAPPORTS

faits à l'*Institut*,

ACADÉMIE ROYALE DES SCIENCES,

PAR

MM. BOYER, CHAUSSIER, DUMÉRIL, PELLETAN, PERCY, ETC.,

SUR LES

MÉMOIRES ET LES TRAVAUX DU Dʳ FAURE,

OCULISTE DE S. A. R. MADAME, DUCHESSE DE BERRY, EX-MÉDECIN EN
CHEF DE PLUSIEURS HÔPITAUX.

Le sage se console
Par d'heureux souvenirs.

DUVAL.

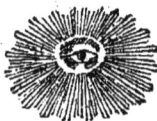

PARIS,

CHEZ
L'AUTEUR, rue Neuve des Beaux-Arts, Nº 15, près
celles de Seine et des Petits-Augustins (faubourg Sᵗ
Germain);

GABON, libraire, rue de l'École-de-Médecine (où se
trouvent aussi les *Mémoires* du même auteur *sur l'Iris
et les Pupilles artificielles*).

1828.

RAPPORTS

faits à l'Institut,

ACADÉMIE ROYALE DES SCIENCES,

PAR

MM. BOYER, CHAUSSIER, DUMÉRIL, PELLETAN, PERCY, ETC.,

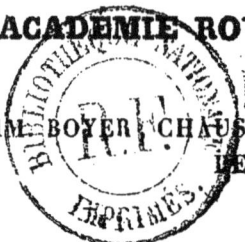

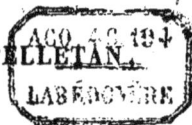

SUR LES

MÉMOIRES ET LES TRAVAUX DU D' FAURÉ,

OCULISTE DE S. A. R. MADAME, DUCHESSE DE BERRY, EX-MÉDECIN EN
CHEF DE PLUSIEURS HÔPITAUX.

Pour répondre à la pensée de M. de Montyon, honorer sa
mémoire et être en tout en harmonie avec ses intentions phi-
lantropiques, nous nous imposâmes la loi, en soumettant
nos travaux à l'examen de l'Académie royale des Sciences ;
de ne prendre les exemples de nos succès que parmi de pauvres aveugles, la plupart déjà opérés, déclarés incurables,
et abandonnés depuis un grand no bre d'années. En agissant de la sorte, nous eûmes surtout pour but de prouver,
par des faits multipliés et incontestables, que l'infortune,
dans son isolement et son malheur, fût toujours secourue
par nous avec un zèle constant et désintéressé ; que nous vo-
lâmes même au-devant d'elle avec plus d'ardeur qu'elle
au-devant de nous. Nos mémoires, les procédés opératoires
de notre invention, notre dévoûment dans des circonstances
périlleuses, ont donné lieu aux rapports et aux témoignages
suivans.

PARIS,

Chez

L'AUTEUR, rue Neuve des Beaux-Arts, N° 15, près
celles de Seine et des Petits-Augustins (faubourg St-
Germain) ;

GABON, libraire, rue de l'École-de-Médecine (où se
trouvent aussi les *Mémoires* du même auteur *sur l'Iris
et les Pupilles artificielles*).

1828.

RAPPORTS.

INSTITUT DE FRANCE.

ACADÉMIE ROYALE DES SCIENCES.

Le Secrétaire perpétuel de l'Académie, pour les Sciences naturelles, certifie que ce qui suit est extrait du procès-verbal de la séance du lundi 12 novembre 1827 :

L'Académie a chargé MM. Chaussier, Duméril et Boyer, de lui rendre compte de deux Mémoires relatifs à l'Iris et aux Pupilles artificielles, qui lui ont été présentés par M. Faure, docteur en médecine, oculiste de Son Altesse Royale MADAME, duchesse de Berry. Ces deux Mémoires ayant été présentés à l'Académie à deux époques différentes, nous avons pensé qu'il convenait de les ranger suivant l'ordre de leur présentation, sous les Nᵒˢ 1 et 2.

M. Faure a fait un grand nombre d'expériences sur les animaux vivans, dans le but de

1 *

confirmer les idées qu'il a émises sur l'Iris et sur les Pupilles artificielles, dans un Mémoire présenté à l'Académie en 1818. Les résultats de ces expériences sont le sujet du Mémoire N° 1 de M. Faure. Parmi ces résultats, les suivans sont ceux qui nous ont paru les plus remarquables et les plus intéressans.

1° En divisant en travers, et dans une assez grande étendue, ce qu'on nomme les fibres radiées de l'Iris, la pupille qu'on a ainsi formée, est d'abord plus ou moins ouverte; mais ordinairement elle ne tarde pas à s'oblitérer, si l'iris jouit de toute sa mobilité, et si l'œil n'est point exposé à l'action de la lumière; et cette oblitération a lieu plus promptement, si l'on ne fait pas sortir le sang qui est épanché dans les chambres de l'œil.

2° Si l'on emporte un lambeau dans la partie élastique de l'Iris, sans détacher ce lambeau du ligament ciliaire, mais en le coupant assez près de ce ligament, et que la pupille, non divisée dans son contour, reste libre dans l'exercice de ses mouvemens, l'oblitération de l'ouverture artificielle peut également survenir, quoique moins facilement que lorsqu'on n'a fait qu'une simple division.

3° En faisant à l'Iris un lambeau de forme

triangulaire , ayant sa base tournée vers le ligament ciliaire , et son sommet vers le contour non
divisé de la pupille , ce lambeau ne se recoquille
pas sur lui-même , mais il peut finir, à la longue,
par se retracter au point de s'effacer presqu'entièrement, et alors une pupille artificielle peut
s'établir parfaitement bien.

4· Si l'on divise simplement le contour de la
pupille dans une étendue plus ou moins considérable , l'écartement en forme de V qui en
résulte, est d'autant plus grand, que la division
approche davantage de la grande circonférence
de l'Iris.

5º Si l'on divise par deux incisions. obliques
le contour de la pupille dans une étendue peu
considérable , mais assez grande cependant pour
former un lambeau triangulaire dont la base ré-
pond au ligament ciliaire, ce lambeau se retracte
peu , et au lieu de se rouler sur lui-même , il
semble au contraire se porter en avant vers la
cornée, à laquelle il finit quelquefois par adhérer.
Les lambeaux que l'on fait de cette manière ne
s'effacent plus s'ils deviennent adhérens; mais
s'ils restent libres, par la suite ils diminuent d'é-
tendue; néanmoins la pupille ne reprend jamais
sa figure primitive , et elle reste plus large qu'a-
vant l'opération.

6° Si l'on fait une incision dans la direction des fibres radiées, en coupant transversalement les fibres orbiculaires d'un Iris parfaitement sain, mais sans diviser cependant le bord de la prunelle, quoiqu'en s'en approchant beaucoup, il en résulte une ouverture artificielle, qui a moins de tendance que toute autre à s'oblitérer, quoiqu'on n'emporte pas de lambeau.

7° Si l'Iris a éprouvé une distension forcée et prolongée, ou quelque désorganisation qui ait altéré ou détruit entièrement les mouvemens de la pupille, alors toute faculté contractile peut être anéantie dans les fibres orbiculaires, ainsi que toute faculté élastique dans le tissu radié.

8° Si la circonférence de la cornée transparente a diminué d'étendue par une cause quelconque, et que l'Iris soit devenu flasque, la simple division de cette membrane, dans un point quelconque de son étendue, ne donne lieu à aucun écartement, ou seulement à un écartement très-faible ; ainsi donc, pour établir dans ce cas, avec espoir de succès, une pupille artificielle, il faudra emporter un lambeau plus grand que dans toute autre circonstance.

Tels sont les principaux résultats des expériences de M. Faure. Ces résultats, dons nous avons constaté la réalité sur plusieurs des animaux qui ont servi à ces expériences, confirment pleinement la théorie de l'auteur sur les pupilles artificielles, et rendent ses conjectures sur l'organisation de l'Iris et sur la cause de ses mouvemens, sinon certaines, au moins très-probables.

M. Faure termine ce mémoire en rapportant une observation sur une pupille artificielle qu'il a faite avec succès dans un cas qui présentait de grandes difficultés. Le sujet de cette observation est une fille âgée de 18 ans, aveugle depuis quinze années. L'œil droit était entièrement détruit et le gauche était couvert, presqu'en totalité, par une tache blanche fort épaisse, dans laquelle se trouvait confondue une grande portion de l'Iris. Cette désorganisation était due à la petite vérole. La malade avait déjà été opérée par un habile chirurgien, et depuis des oculistes et des chirurgiens distingués l'avaient déclarée incurable. Malgré cela, M. Faure entreprit l'opération; il fit d'abord une incision de deux lignes d'étendue dans la partie de la cornée occupée par l'albugo, assez près de celle qui avait conservé sa transparence vers le côté externe de l'œil. Il perça ensuite l'iris avec une aiguille à cataracte, en forme de lance; puis, ayant introduit dans l'ouverture faite à cette membrane une des lames de l'instrument à ressort qu'il a imaginé pour établir des pupilles artificielles, il incisa avec cet instrument les fibres radiées de l'iris en différens sens; et, de cette manière, il fit une pupille qu'il agrandit en retirant quelques petits lambeaux de l'iris. Cette opération a parfaitement réussi. Vers le dixième jour, la malade aperçut les objets; mais elle ne pouvait juger de leur situation, de leur figure, de leur grandeur, qu'après les avoir successivement touchés et comparés. Bientôt elle n'eut plus besoin de cette sorte d'étude que sont obligés de faire les aveugles-nés à qui on a donné la vue par une opération, et ceux qui l'ont perdue dans leur tendre enfance, et qui la recouvrent dans un âge plus ou moins avancé, par un semblable bonheur. La vue, comme cela arrive presque toujours dans ces sortes de cas, alla en se fortifiant, et M. Faure apprit, deux ans après l'opération, que la malade s'occupait des travaux du ménage, et qu'elle pouvait distinguer, sans lunettes, de très-petits objets.

Dans le mémoire N° 2, M. Faure expose les règles suivant lesquelles on doit pratiquer les pupilles artificielles pour obtenir un bon résultat, et la manière dont ces règles doivent être appliquées aux différens cas qui peuvent se présenter.

Nous n'entrerons pas dans le détail de ces règles; nous nous bornerons à indiquer celles qui paraissent les plus importantes.

M. Faure pose pour principe, que la méthode dans laquelle on emporte un lambeau de l'iris, est préférable à la simple incision de cette membrane, et au décollement d'une partie de sa grande circonférence.

Le lambeau que l'on veut enlever, doit avoir une étendue et des limites différentes, en raison de plusieurs circonstances. Par exemple, si la pupille naturelle est oblitérée, il ne sera pas indispensable de décoler le lambeau du ligament ciliaire pour réussir, et l'on pourra se contenter de le couper tout contre ce ligament. Mais, si la prunelle est libre derrière un albugo considérable, il faudra décoler le lambeau, et diviser ensuite le cercle pupillaire, s'il ne l'a pas été auparavant.

M. Faure a remarqué que si l'on divise en petits lambeaux le lambeau principal, au moyen d'incisions prolongées jusqu'au ligament ciliaire, le décollement partiel devient ensuite plus facile et moins douloureux; mais il importe alors d'agir avec promptitude, pour ne pas donner au sang qui coule quelquefois avec abondance, surtout si de fréquentes inflammations ont précédé la perte de la vue, le temps de cacher les débris membraneux qui doivent être enlevés.

S'il s'épanche dans les chambres de l'œil, au moment où l'iris est divisé, une quantité de sang assez grande pour cacher cette membrane, et par conséquent pour empêcher de voir le lambeau, de le saisir et de l'extraire, il faut, après quelques instans, presser légèrement le globe de l'œil, même à plusieurs reprises, pour faire sortir le sang qui remplit les chambres de cet organe, et continuer ensuite l'opération. Lorsque celle-ci est terminée, on doit tenir la même conduite, s'il y a une assez grande quantité de sang épanché, pour dépasser l'ouverture faite à l'iris.

On doit toujours faire l'incision de la cornée dans un lieu où la cicatrice qui reste après la guérison, n'intercepte point les rayons lumineux qui doivent traverser la pupille artificielle.

Dans le cas où la portion de la cornée qui a conservé sa transparence est très-étroite, il faut inciser cette membrane dans sa partie opaque, afin que la cicatrice qui doit résulter de cette incision, ne rende pas plus étroit encore le point lucide de la cornée.

Telles sont, parmi les règles relatives à l'établissement des pupilles artificielles, celles qui paraissent les plus importantes. Ces règles méritent d'autant plus de fixer l'attention des praticiens, et doivent leur inspirer d'autant plus de confiance, qu'elles sont fondées sur un grand nombre de faits qu'une longue pratique a fournis à M. Faure, et sur les résultats des expériences qu'il a faites sur les animaux vivans. L'auteur termine ce Mémoire par une observation de pupille artificielle pratiquée avec succès dans un cas où le mauvais état de l'œil ne laissait presque aucun espoir de réussite.

Les Mémoires de M. Faure renferment des vues neuves, des observations intéressantes, des expériences curieuses, et des préceptes utiles.

Vos Commissaires estiment que ces Mémoires sont dignes d'éloges, et qu'ils méritent l'approbation de l'Académie. Ils estiment aussi qu'il est à souhaiter que M. Faure, qui promet un travail complet sur l'iris et les pupilles artificielles, accomplisse sa promesse.

Signés, DUMÉRIL, CHAUSSIER, BOYER, rapporteur.

L'Académie adopte les conclusions de ce rapport.

Certifié conforme :

> *Le Secrétaire perpétuel, Conseiller d'Etat, grand Officier de l'Ordre royal de la Légion d'honneur.*
>
> *Signé,* CUVIER.

Anciens rapports et autres titres, qui prouvent que, quoique M. Faure se livre à une branche spéciale de l'art de guérir, il n'en a pas moins étudié les autres avec soin.

INSTITUT DE FRANCE.

ACADÉMIE ROYALE DES SCIENCES.

Le Secrétaire perpétuel de l'Académie pour les sciences naturelles, certifie que ce qui suit est extrait du procès-verbal de la séance du lundi 26 avril 1819 :

L'Académie nous chargea, dans sa séance du 19 octobre dernier, de lui rendre compte du Mémoire qui venait d'y être lu par le docteur Faure, sous le titre suivant : *Observations sur l'Iris, sur les Pupilles artificielles et sur la Keratonyxis, ou nouvelle manière d'opérer la Cataracte.*
Nous eussions rempli plus tôt cette tâche, sans le désir

que nous avions de vérifier plusieurs faits avancés dans cet écrit , et d'éclaircir quelques propositions qu'on y trouve également. Nous nous sommes intuitivement assurés de la guérison des individus opérés par M. Faure , et nous avons pu reconnaître les traces du mode opératoire auquel il a eu recours sur chacun d'eux , selon la diversité des altérations que présentaient leurs yeux privés de la lumière depuis plus ou moins d'années. Ces cures sont très belles ; et, en même temps qu'elles font honneur au talent de M. Faure, elles lui présagent d'autres succès également propres à étendre et à justifier sa réputation, etc.

Il y a trois manières d'ouvrir une pupille artificielle : l'incision , *iridotomie,* l'excision , *iridectomie* , et le décollement, *iridodialysis.* M. Faure a recours tantôt à l'une, tantôt à l'autre , selon les indications que présente l'état de l'œil. Il a imaginé un instrument propre à les remplir toutes; et il faut bien que sa pratique soit rationnelle , éclairée et heureuse , puisqu'elle a reçu les suffrages de MM. Boyer et Demours , qui l'ont citée avec éloge dans les savans ouvrages qu'ils viennent de publier.

.... M. Faure a fait une observation précieuse, puisée dans sa propre expérience, et qui est tout entière à lui : c'est que, dans le cas où la pupille naturelle existant, mais ne pouvant servir à cause d'un albugo, on en aurait ouvert une par la simple incision , il ne faudrait pas laisser le malade dans une trop grande obscurité, autrement la pupille venant à se dilater, l'oblitération de l'autre en serait l'inévitable suite, etc.

.... Au reste, il a bien reconnu que la contractilité , ou la rétractibilité , ou l'élasticité de l'iris peut s'anéantir, si cette membrane a souffert une distension trop prolongée , comme il est arrivé chez trois ou quatre aveugles de naissance , ou privés de la vue depuis trente ans et plus, lesquels avaient eu en même temps un staphilôme. Dans ces sujets, auxquels M. Faure a rendu la lumière, l'iris avait même acquis une consistance et un état d'indolence tels , que la simple incision eût été insuffisante , et qu'il fallut y pratiquer un vrai pertuis , comme on en eût pu faire avec un emporte-pièce, etc.

. . . . La manière de faire une troisième pupille artificielle , consiste à décoller une portion de l'iris des replis ciliaires correspondans , et à détruire les petits tendons ou filets choroïdiens qui unissent l'une aux autres. La première idée de cette opération est due au professeur Scarpa, l'un de nos associés étrangers les plus distingués, et nous sommes forcés de dire que , tout ingénieuse, toute simple qu'elle paraisse, elle n'a guère encore réussi qu'entre les mains de son auteur. M. Faure a parfaitement apprécié les dangers et les avantages de cette méthode, et pour profiter de ceux-ci , en évitant les autres , il a imaginé de hacher en quelque façon les fibres de l'iris, au lieu de les décoller d'emblée , et d'en extraire peu à peu les petits débris et les fragmens , avec un crochet extrêmement délié. C'est à cette industrieuse modification , qu'un père de famille de Mussidan , jugé incurable, après avoir subi vainement plusieurs opérations , a dû l'inestimable bienfait de revoir la lumière , etc.

Vos Commissaires , applaudissant au zèle , à l'habileté et à l'esprit inventif de M. Faure , estiment que pour exciter de plus en plus l'émulation de ce jeune docteur, et lui donner une honorable marque de bienveillance, l'Académie doit lui permettre d'assister à ses séances.

Signés, PELLETAN, DUMÉRIL, PERCY, rapporteur.

L'Académie approuve le rapport et en adopte les conclusions.

Certifié conforme :

Le Secrétaire perpétuel, Conseiller d'Etat, chevalier de l'Ordre royal de la Légion d'honneur.

Signé, G. CUVIER.

N.B. Peu de temps avant que M. Percy fît son rapport à l'Institut, je lui avais communiqué, en lui demandant le secret, les procédés opératoires de mon invention les plus remarquables, et voilà pourquoi *il applaudit à mon esprit inventif.* Je lui expliquai comment, étant chirurgien interne de la salle des femmes à l'hôpital St-Louis, j'imaginai le moyen d'enlever l'utérus attaqué d'ulcère cancéreux. (Voyez mes Mémoires imprimés en 1816, page 39.) Je fis connaître en même temps à M. Percy mon procédé pour réunir les intestins transversalement et totalement divisés. Ce procédé consiste à redoubler en dedans l'extrémité supérieure du bout inférieur, et à y engager ensuite l'extrémité inférieure du bout supérieur, pour mettre la membrane séreuse des deux bouts en contact. On s'est emparé de ce procédé, sur lequel je fondais une partie de ma gloire chirurgicale, et je dois moins soupçonner l'infidélité de M. Percy que celle de M. Gauthier, mon filleul et mon cousin, chirurgien externe à l'hôpital Saint-Louis, il y a douze ans, et que je prenais quelquefois pour m'aider dans mes expériences secrètes. J'espérais finir par être nommé chirurgien de quelque hôpital, et alors j'aurais été à même de faire connaître une découverte aussi utile. Je réclamai, il y a à peu près deux ans, la priorité de cette invention dans une des séances de l'Académie royale de médecine, et je ne fus pas peu surpris de m'entendre dire que d'autres chirurgiens avaient réclamé également avant moi. Il faut donc me résigner à perdre la gloire de cette découverte, qui m'a coûté tant de méditations, de recherches et d'expériences. Mais qu'on lise la page 40 des Mémoires cités plus haut, la page 58 d'un autre Mémoire imprimé en 1819, la 4ᵉ lettre de M. Gilbert (*voyez* pag. 55), et l'on sera forcé de convenir que je dus faire de nombreuses expériences sur les hernies, et qu'il y a quelque fondement dans mes réclamations.

J'ai aussi imaginé un moyen pour opérer les hommes de la pierre. Il offre les chances les plus favorables dans le plus grand nombre des cas, surtout lorsque le calcul est trop volumineux ou trop dur pour être broyé, ou qu'il y a trop de sensibilité pour se servir de cette précieuse découverte, dont deux hommes se disputent la priorité, quoiqu'elle soit loin d'offrir les avantages de celle que Rau avait inventée, et par laquelle il opéra 1,540 malades sans en perdre un seul.

On peut lire dans les *Annales de la Société de Médecine de Montpellier, mois d'août* 1808, et dans le *Bulletin de la Société de l'Ecole de Médecine de Paris*, 1810, le procédé que j'inventai, en 1807, pour tailler les femmes, et pour retirer de la vessie d'une fille de 16 ans, un morceau de bois long de 4 pouces moins 3 lignes, et de 15 lignes de circonférence. La malade put se lever le troisième jour, et se livrer le huitième à ses occupations ordinaires.

Ce fut vers l'année 1811 que j'imaginai mon procédé pour établir les pupilles artificielles; moyen qui a déjà rendu la vue à un grand nombre d'infortunés dont la cécité avait été déclarée incurable par les hommes les plus célèbres. C'est avec ce même procédé que je suis parvenu, à force de recherches faites sur l'homme et les animaux vivans, à fixer, par des expériences authentiques, les idées des anatomistes et des physiologistes sur l'organisation de l'iris et le mécanisme de ses mouvemens.

J'ai inventé plusieurs instrumens, entre autres, un fort simple pour détruire les cataractes secondaires, en ne pratiquant qu'une très-petite ouverture à la cornée transparente. Je le montrai, il y a plusieurs années, à MM. les docteurs Dartigues, Médecin en chef de l'hôpital des Incurables, Fabré Palaprat, Brisset, etc. Je dois prochainement en faire hommage à l'Athénée des arts.

Enfin, on ne peut révoquer en doute que ce ne soit bien moi qui ai réveillé l'attention des praticiens sur l'emploi des ligatures, et qui ai imaginé d'en faire l'application aux membres, pour modérer ou prévenir les accès fébriles (Voyez, *Observations sur l'Iris*, pag. 56 et 57). Hé bien ! il y a quelque temps que M. le rédacteur de la *Gazette de Santé* donnait, sans me citer, des éloges complets à un autre chirurgien pour cette idée.

On néglige beaucoup trop ce moyen dans les grandes hémorrhagies. Je déplorai, dans le temps, l'oubli qu'on avait fait de l'application des ligatures, à feu Monseigneur le Duc de Berry, ce qui aurait retardé l'engorgement de la poitrine. Au reste, tous les bons praticiens reconnurent alors les fautes incompréhensibles qui eurent lieu dans le

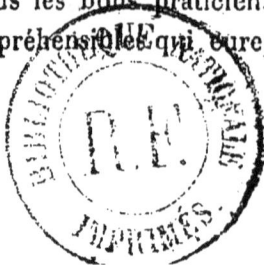

traitement. Il serait inutile de les rappeler ici, après les mémoires de MM. les docteurs Valentin et Forestier, sur le même sujet.

Je terminerai par cette réflexion : l'invention d'une belle découverte peut être disputée, même par des hommes très-ordinaires ; mais si l'inventeur véritable réclame la priorité, s'il offre des preuves authentiques, telles que des ouvrages depuis longtemps imprimés, où il traite ce sujet ; et s'il ajoute à tout cela des preuves qu'il a inventé plusieurs instruments et plusieurs nouveaux procédés approuvés par les plus grands génies de l'Europe, on doit présumer qu'il n'en impose point. Au reste, je conviens qu'après avoir expliqué à MM. Percy et Gauthier ma manière de réunir les intestins, j'aurais dû publier de suite cette manière d'opérer ou déposer la description de mon procédé à l'Institut.

EXTRAIT DU PROCÈS-VERBAL

DE LA

SOCIÉTÉ ROYALE ACADÉMIQUE DES SCIENCES.

Séance du 15 juillet 1820.

M. Doussin-Dubreuil lit, tant en son nom personnel qu'en celui de M. Larche, un rapport sur un Mémoire ayant pour titre : *Observations sur l'iris, sur les pupilles artificielles et sur le kératonyxis ou nouvelle manière d'opérer la cataracte ;* Mémoire présenté à l'Institut par M. N.-J. Faure, médecin oculiste de S. A. R. Madame la duchesse de Berry ; ex-médecin en chef de plusieurs hôpitaux.

Les rapporteurs font remarquer que ce Mémoire, déjà honoré de l'approbation de l'Institut, *est plein de faits et de pensées, fort de dialectique, et animé de cet esprit de philantropie qui doit produire les grandes choses, s'il est vrai que les hautes pensées viennent du cœur.* Ils s'unissent aux rapporteurs éclairés de l'Institut, pour donner de justes éloges aux divers procédés opératoires de l'auteur et à ses brillans succès dans la formation des pupilles artificielles, qui lui ont valu une réputation, *un genre de supériorité qu'il serait difficile de lui contester.* Ils font en outre remarquer que les réflexions de l'auteur sur les cataractes, *annoncent le meilleur esprit d'observation,* et qu'il fixe d'avance et convenablement, *la méthode opératoire préférable pour chacune d'elles.*

L'article d'hypopion *leur a paru très-remarquable en faits et en raisonnemens,* et en ce que l'auteur déduit *toujours de chaque raisonnement des conséquences utiles pour le traitement.*

L'article sur la myopie et la presbytie, est signalé par les rapporteurs, comme particulièrement intéressant.

Ils terminent en rappelant l'attention de la Société sur le plan d'un ouvrage auquel l'auteur propose à tous les savans médecins et chirurgiens de concourir, en fournissant des articles, en forme d'aphorismes, dont il donne lui-même, dans un appendice, quelques modèles qui décèlent *des connaissances étendues et positives,* et *présentent presque tous des idées neuves et originales.*

En résumant leur opinion sur *un écrit substantiel qui leur parait contenir les germes de vingt écrits,* et dont S. M. vient d'agréer l'hommage, les rapporteurs concluent en proposant à la Société de mentionner honorablement cet ouvrage au procès verbal, et d'engager l'auteur à continuer ses utiles recherches.

Ces conclusions sont adoptées.

Pour extrait conforme,

Le Secrétaire particulier,

Mᴵˢ DE BEAUFORT-D'HAUPOUL.

Extrait du même Rapport.

A l'égard des gouttes sereines, l'auteur ne présente guère qu'une nomenclature de malades guéris par des traitemens différens; cela vaut mieux qu'une longue compilation de théories incertaines. La routine se traîne toujours sur ses propres traces; le véritable talent sait modifier sans cesse la règle, sans la perdre jamais de vue.

ACADÉMIE ROYALE DE MÉDECINE.

Séance du 2 mai 1826. (Ext. du procès-verbal.)

M. Faure présente à la section trois chats sur lesquels il a pratiqué des pupilles artificielles, les unes au contour de la pupille naturelle, les autres plus près de la sclérotique; chez tous la vue est conservée. De ces opérations, M. Faure tire la conséquence que l'iris n'exerce pas ses mouvemens par deux genres de fibres musculaires, ni par l'afflux d'un fluide dans un tissu spongieux érectile, mais par des fibres orbiculaires, agissant sur un tissu élastique. Ces fibres orbiculaires ne seraient pas bornées au cercle étroit de la pupille, mais s'étendraient plus loin sur l'iris, jusqu'au tiers du plan de cette membrane. M. Faure, qui

a déjà composé, il y a quelques années, un mémoire sur
sur ce point de la science, et qu'il a présenté à l'Institut,
exprime que, quand on veut établir des pupilles artificielles, il faut presque toujours emporter des lambeaux
de l'iris, sinon, le plus souvent, ces pupilles s'oblitèrent.
Cependant quelquefois la pupille se conserve, malgré ce
manque de précaution, et il fait voir un œil en émail où
un cas de ce genre est représenté.

EXTRAIT

de la Gazette de Santé *du 5 octobre 1824.*

CHIRURGIE.

*Larmoiement accompagné d'un écoulement de pus par le
conduit lacrymal supérieur, guéri par l'extirpation d'une
tumeur enkistée située à l'angle interne de l'œil gauche.*

Il faut réfléchir avant que d'entreprendre, telle est la maxime du sage; elle devrait être le partage de l'homme dans
toutes les circonstances de la vie et particulièrement en médecine, où il s'agit de la santé et de l'existence de nos
semblables. Malheureusement cette maxime est souvent
méconnue. Mille faits l'attestent, et l'exemple qui suit le
prouve d'une manière évidente.

Il y a dix mois, M. Ballan, receveur à Versailles,
fut atteint tout-à-coup d'une gêne assez considérable à
l'œil gauche, qui augmenta progressivement, et s'accom-
pagna bientôt de douleurs assez vives pour inquiéter le
malade. Il fit appeler son médecin; mais les soins qu'il en

reçut ayant été sans succès, il consulta successivement les chirurgiens et oculistes les plus distingués de Paris et de Versailles. Chacun d'eux différa de vues sur le diagnostic, le pronostic et le traitement : les sangsues, les saignées, les vésicatoires, les sétons, les collyres irritans, des pommades plus irritantes encore, un traitement mercuriel et une foule de médicamens internes furent employés; on conseilla même d'inoculer une gonorrhée, seul moyen qu'on ne mit point en usage; tout fut inutile. La maladie acquit de l'intensité; un larmoiement considérable se manifesta, l'inflammation devint plus vive et fut bientôt suivie d'une suppuration verdâtre très-considérable, qui tapissait l'œil et la joue gauche. Le malade ne pouvait supporter la lumière sans éprouver de fortes douleurs ; il avait perdu l'appétit et le sommeil ; enfin, il était au désespoir, quand il fut adressé à M. Faure, oculiste de S. A. R. MADAME, Duchesse de Berry. Celui-ci, persuadé qu'il faut s'assurer de la cause d'une maladie avant de se déterminer à la combattre, surtout par des moyens violens, ne voulut pas prononcer d'abord sur la nature de celle que M. Ballan soumettait à son examen.

M. Faure demanda à revoir le malade plusieurs fois, et ce ne fut qu'après trois jours d'un mûr examen et d'une sage réflexion qu'il assura, 1° que les souffrances de M. Ballan étaient sous l'influence d'une tumeur enkistée, qui était située profondément derrière l'angle interne de la paupière supérieure, au-dessus et un peu en arrière du tendon de l'orbiculaire; 2° que cette tumeur avait occasionné, par la pression incommode qu'elle exerçait sur le conduit lacrymal supérieur, un larmoiement qui était devenu plus considérable à mesure que la tumeur avait aug-

menté de volume; 3° que cette dernière s'était ulcérée
par suite d'une irritation provoquée, ou par la nature
même du mal, ou par les moyens violens qu'on avait di-
rigés contre elle; 4° que la suppuration s'était fait jour
dans le conduit lacrymal supérieur, et l'avait fortement
distendu; il ajouta que, quoique cette maladie eût résisté
à tous les moyens qu'on lui avait opposés, elle n'était pas
cependant au-dessus des ressources de l'art. En conséquence, il proposa d'enlever la tumeur, et assura que
toutes les souffrances cesseraient aussitôt qu'elle serait ex-
tirpée. M. Ballan consentit à ce que lui proposait M. Faure,
et l'opération fut pratiquée le 7 août, en présence de MM.
Tissot, médecin en chef des armées; Laurent, ancien médecin des Gardes-du-Corps; Secondat, ancien chirurgien
des armées; de plusieurs autres confrères et de moi.

L'opérateur, après avoir fait connaître la cause de la
maladie dont nous voyions les symptômes sur l'œil et la
joue de M. Ballan, fit placer son malade comme pour l'o-
pération de la cataracte; il prit un bistouri à lame étroite,
et pratiqua, à une ligne et demie du bord de la paupière
supérieure, et à l'angle interne, une incision de quatre
lignes et demie, légèrement oblique de bas en haut. Après
avoir divisé le tissu cellulaire, son premier soin fut de
disséquer autour du conduit lacrymal et d'en emporter une
partie, afin de réduire son diamètre et s'opposer par ce
moyen à un larmoiement continuel, qui infailliblement
aurait eu lieu sans cette précaution. Il saisit ensuite la tumeur avec une érigne, et disséqua, non sans peine, car le sang
coulait abondamment autour de la tumeur. Après avoir isolé
celle-ci dans toutes les parties latérales, il prit des ciseaux
courbes et la détacha entièrement. Le kiste contenait une

matière grumelée, d'un blanc verdâtre, ressemblant à du fromage mou, et analogue à celle qui venait recouvrir tous les jours l'œil et la joue gauche du malade. M. Fauré se borna à remplir le vide que laissait la tumeur avec de petits bourdonnets de charpie sèche, qu'il soutint avec des bandelettes de taffetas gommé. Deux jours après, craignant que quelques parties du kyste ne fussent restées il cautérisa le fond de la plaie avec le nitrate d'argent, ayant soin de préserver de l'action du caustique les tuniques du conduit lacrymal. A l'aide de simples pansemens à la charpie sèche, la cicatrice s'opéra complètement. Six jours après l'opération, M. Ballan put aller à Versailles, sans éprouver la moindre incommodité. Quelques lotions et des collyres toniques furent employés pour rendre le conduit lacrymal et la conjonctive à leur état normal.

J'ai vu moi-même M. Ballan depuis son opération; son œil est dans un état parfait, il ne s'y est manifesté, depuis près de deux mois, ni douleur, ni larmoiement, ni suppuration; les injections faites par le point lacrymal supérieur passent aisément par le nez. Le malade est on ne peut plus satisfait, et rend, comme nous, justice aux talens de l'habile oculiste qui lui a rendu la vue et la santé. Ce fait, aussi curieux qu'intéressant pour la science, puisque les auteurs n'en rapportent pas d'exemple, me semble mériter l'attention de tous les praticiens qui s'occupent des maladies des yeux.

MARCELLIN, D. M.

N. B. La guérison de M. Ballan, toujours receveur à Versailles, est parfaitement consolidée.

SUR L'OPHTALMIE DE L'ARMÉE DES PAYS-BAS.

Le docteur Faure à MM. les membres de l'Académie royale de médecine.

MESSIEURS,

Plusieurs journaux ayant parlé des heureux changemens survenus dans l'armée des Pays-Bas, par suite des
mesures nouvellement prises pour combattre la maladie
connue sous le nom d'*ophtalmie égyptienne*, j'ai pensé
que peut-être il ne serait point indifférent à l'Académie
royale de médecine de savoir ce qu'un de ses correspondans a fait et voulu faire pour secourir d'anciens compatriotes. On a cité avec éloge les médecins belges ou hollandais qui avaient en vain recommandé, pendant plusieurs années, des mesures salutaires. J'ai également
pensé que ces honorables docteurs, MM. Vanseven-
donck, Vleminckx, Van-Mons et quelques autres, ne
verront pas avec déplaisir qu'on rende justice aux ef-
forts d'un oculiste français pour des soldats malheureux.
Mais c'est surtout aux ministres de la guerre et de l'intérieur des Pays-Bas, dont je n'oublierai jamais l'ac-
cueil bienveillant, c'est à la loyauté bien connue de M.
le lieutenant-général comte Daubremé, à déclarer si je
mis tous mes soins à bien faire comprendre l'importance
des moyens qu'on dit avoir réussi aujourd'hui et qui fi-
niront par détruire, il faut l'espérer, la cause prédispo-
sante la plus probable de cette grave maladie (1). Ce-

(1) Qu'il me soit permis d'invoquer l'honorable témoignage du gé

pendant, il semble prudent d'attendre jusqu'à la fin de septembre pour pouvoir apprécier au juste tous les avantages dont on parle; car, si le ministre de la guerre avait par hasard été détourné par des conseils irréfléchis de ceux qu'il voulut bien recevoir de moi; si l'épreuve n'avait eu lieu que sur d'anciens soldats, rien ne serait décidé encore. Rien ne le serait évidemment non plus, ni pour les observateurs sévères, ni pour les esprits prévenus, si les épreuves qu'on signale par suite du changement de costume, ont été faites sur les recrues, comme j'en avais fait sentir la nécessité pour rendre l'expérience décisive, puisque ces jeunes soldats n'ont pas été soumis assez long-temps aux manœuvres sous un soleil ardent, ni assez long-temps exposés à la poussière sablonneuse du pays et à la fraîcheur des nuits. J'en appellerais volontiers au témoignage de l'inspecteur-général du service de santé, M. Bernard, si ce fonctionnaire n'avait pris lui-même le soin d'ôter tout crédit à ses paroles. Il pourrait attester quels furent les moyens que je lui conseillai pendant les deux heures de notre premier entretien, pour traiter l'ophtalmie, soit au moment des symptômes précurseurs de l'invasion, soit au moment du boursouflement sanguin et œdémateux de la conjonctive, soit au moment de l'ulcération de la cornée transparente, et lorsque les staphylômes et les hernies de l'iris se manifestent au centre ou tout autre endroit de la cornée, distinctions indispensables et qui

néral Béer sur ma persévérance à proposer les mesures qui devaient extirper un fléau dont l'invasion remonte à plus de dix années.

seules peuvent réparer tous les ravages de la routine.
Mais le docteur Bernard n'a point mérité de moi une
mention amicale. Peu de personnes savent qu'il avait
composé un écrit contre les docteurs que j'ai nommés
plus haut, ridicule brûlot de l'amour propre humilié,
que je l'empêchai de mettre au jour; je veux aussi lui
épargner la honte du récit de ses procédés envers moi,
lorsqu'il eut appris que Son Excellence voulait m'asso-
cier à lui, pour combattre un fléau que ce médecin aurait préféré voir éternellement régner, que si un Français avait eu la gloire de le détruire.

Il serait inutile de détailler ici toutes les basses manœuvres dont quelques docteurs, d'accord avec un pharmacien nommé *Lebon*, secrétaire déloyal de la commission
de santé du pays, usèrent pour m'empêcher de donner
mes soins aux personnes qui m'avaient fait appeler l'année dernière à Bruxelles, et qui accouraient vers moi de
toutes les parties du royaume; mais voici, messieurs,
comment après avoir mis le plus grand zèle et les plus
grandes réflexions à étudier dans les hôpitaux et les ca-
sernes l'ophtalmie qui régnait dans l'armée, je terminai
la lettre que je pris la liberté d'adresser au Roi des Pays-
Bas, le 10 août 1825, en envoyant à S. M. les preuves
authentiques par lesquelles on m'avait fait espérer son
auguste bienveillance, ce qui avait déterminé mon départ de Paris, et en l'informant que quelques chirurgiens et médecins de Bruxelles voulaient absolument
me soumettre à leur examen, comme *un simple écolier*.
Je suppliai en même temps le Monarque de vouloir bien
me soustraire à ces tracasseries, puisqu'il s'en était expressément réservé le droit; tracasseries qui redoublè-

rent d'activité, lorsqu'on vit que l'ambassadeur de France me protégeait, et que l'ambassadeur d'Autriche m'avait accordé toute sa confiance (1) :

« Souffrez, Sire, que je termine ma lettre par quel-
» ques propositions que j'espère devoir être agréables à
» Votre Majesté :

» 1° J'offre de raisonner en présence de vos ministres,
» des médecins et chirurgiens en chef de l'armée, mes
» procédés sur l'ophtalmie qui règne parmi les soldats.
» Si mes réflexions sont reconnues judicieuses, je ne
» demande d'autre prix que l'honneur de prouver mon
» zèle et mon dévoûment à Votre Majesté.

» 2° J'offre de traiter *gratuitement* les soldats aveugles
» du royaume, si l'on donne l'ordre général de m'ame-
» ner ceux qui distinguent encore la clarté du jour; mais
» si l'on ne donne pas cet ordre, et que je sois néan-
» moins appelé à en traiter quelques-uns sur leur pro-
» pre demande, je déclare que, résolu à exiger un juste
» et honnête salaire, je n'y prétendrai pourtant jamais

---

(1) Pour être exact en tout, je dirai que l'Académie royale de né-decine, ne pouvant croire à la vérité, qui n'est guère en effet vrai-semblable, des manœuvres employées pour m'empêcher d'exercer mon art à Bruxelles, n'approuva point mes récriminations. Prévoyant bien cette généreuse incrédulité, je m'étais muni des preuves, que je remis sur-le-champ au secrétaire de l'Académie. Au reste, la con-duite déloyale d'un ou de deux docteurs et d'un pharmacien, n'ont rien diminué de ma considération pour les autres. Ma conscience m'a fait un devoir de signaler deux traîtres ; et si les bourgmestres du pays ont eu la preuve du zèle et du désintéressement que je mis à soigner les malheureux qu'ils me recommandèrent, ils connaîtront du moins deux des hommes qui m'empêchèrent de faire plus de bien.

» si je n'opère pas leur guérison, dans le degré que
» j'aurai fixé moi-même par écrit, avant de procéder
» au traitement.

» Si Votre Majesté daigne songer qu'il a été bien re-
» connu que j'ai guéri en France, et notamment à Paris,
» un assez grand nombre d'aveugles jugés incurables,
» même depuis trente ans et plus, j'ose espérer qu'elle
» ne verra dans mes propositions rien de présomptueux,
» sachant d'ailleurs moi-même mieux qu'un autre que
» l'art a ses bornes. »

Tels sont, messieurs, les renseignemens historiques
que j'ai cru devoir communiquer à l'Académie royale
de médecine, afin de lui faire connaître la part que je
puis avoir aux heureux changemens qu'on assure être
survenus dans l'armée des Pays-Bas, par suite des mesures adoptées depuis mon départ, et pour donner une
idée de la législation du pays sur l'exercice de la médecine.

> J'ai l'honneur d'être, avec la plus haute consi-
> dération,

> Messieurs,

Votre très- humble et très-obéissant serviteur,

N.-J. FAURE,

Docteur-médecin, oculiste de S. A. R. Madame,
duchesse de Berry.

Paris, le 5 juillet 1826.

P. S. Au moyen du procédé que j'ai imaginé pour
établir les pupilles artificielles, et qui, en me faisant

découvrir la cause des mouvemens de l'iris, m'a procuré tant de succès, qu'on croyait impossibles, même après des opérations de cataractes qui n'avaient pas réussi, il m'eût été facile de guérir un grand nombre de jeunes soldats aveugles (1); mais à la honte de l'art et de l'humanité, ces malheureux servent aux épreuves de quelques jeunes chirurgiens inexpérimentés pour ce genre d'opération. Croirait-on que ces docteurs à science universelle, je veux dire qui feignent de tout savoir, et s'efforcent de jeter la défaveur sur des hommes qui, après avoir étudié avec soin toutes les parties de la science, se livrent exclusivement à une branche de l'art de guérir pour la perfectionner; croirait-on, dis-je, que ces docteurs, pouvant choisir parmi d'assez bons procédés pour ces opérations délicates, ont précisément choisi parmi les plus ridicules et les plus dangereux?..... *J'ai vu les victimes!....* Voici à cet égard ce que j'écrivis au ministre de la guerre :

Bruxelles, 15 septembre 1825.

« Monseigneur,

» L'aveugle nommé Augustin Dénimal, demeurant
» près la porte d'Al, déjà opéré, martyrisé et jugé main-
» tenant incurable, m'offre quatre années de sa pension
» (1200 fr.), pour l'opérer. Je suis comme assuré de lui
» rendre la vue de l'œil, où heureusement on n'a dé-

---

(1) C'est après avoir examiné des cures de ce genre, que S. A. R. Madame, duchesse de Berry, daigna m'adresser, le 9 juillet dernier, à St-Cloud les encouragemens les plus flatteurs.

» couvert aucun espoir; mais si malgré son offre, il
» pouvait vous être agréable, monseigneur, ainsi qu'à
» votre Roi, que j'opérasse ce soldat gratuitement, vous
» n'avez qu'à m'en manifester le désir. »

Son Excellence, qui savait les soins gratuits que j'avais
déjà donnés avec succès à plusieurs malheureux, garda
l'écrit que lui remit l'aveugle, en me faisant dire les
choses les plus obligeantes, entre autres, que tout allait
être décidé à mon avantage. Ayant appris plus tard que
la décision était entre les mains du docteur Bernard, sachant bien qu'elle n'en sortirait pas de sitôt, fatigué des
mille tracasseries du sieur *Lebon*, au moyen, il est vrai,
d'une police faite par d'honnêtes gens, et de deux mois
d'attente, je revins enfin à Paris, où plusieurs malades
m'attendaient. Mais avant de partir, j'allai prendre con-
gé de Leurs Excellences, et leur dis, ainsi qu'au secrétaire particulier de M. Daubremé, que je reviendrais
aussitôt que la décision serait sortie des mains de M.
Bernard. *M. Vaucutsem*, propriétaire de l'hôtel de la
Reine de Suède, où j'étais logé, fut chargé de me faire
part sur-le-champ des lettres qui me seraient adres-
sées. Un honorable anglais, *M. Ellis*, qui avait assisté à
mes opérations, voulut bien me promettre la même
chose, mais ils ne reçurent aucune missive de M. Bernard, ni des ministres, et ce fut seulement le 28 novembre 1825, que j'appris, par une lettre qu'eut la bonté
de m'envoyer l'ambassadeur de France, qu'on avait
trompé le Roi, en faisant croire à S. M. que j'étais parti
pour ne plus revenir; et précisément lorsqu'on *m'avait
accordé ce que j'avais demandé !* Perfidie bien digne de cou-
ronner toutes les autres.

Voici un dernier fait : La permission de traiter les maladies des yeux, qu'on me refusa, à moi docteur depuis vingt années, oculiste de S. A. R. MADAME, duchesse de Berry, ancien chirurgien interne des hôpitaux de Paris, ex-médecin en chef des prisonniers espagnols atteints de fièvre contagieuse, auxquels je donnai mes soins, en refusant les honoraires offerts pour mes succès, ex-médecin en chef d'un des hôpitaux militaires de Magdebourg, où, par parenthèse, je soignai beaucoup de Hollandais, et certes avec dévoûment ; à moi qui avais exercé à Bruxelles, en 1812 ; à moi, membre correspondant de l'ancienne Faculté de Paris, de l'Académie royale de médecine, fut accordée.... à qui ?.... *à un commis de la poste aux lettres !* empirique qui prétend avoir inventé un remède souverain pour tous les maux, et qu'il appelle le *guérit-tout*..... Mais malheureusement il ne guérit pas l'ophtalmie des pauvres soldats.

La vérité ne parviendra-t-elle pas enfin à un Roi qui la cherche, dit-on, avec tant de soin, et qui passe pour être aussi juste que délicat sur tout ce qui a rapport aux convenances ?

Le Préfet de la Haute-Vienne, à M. le Conseil-ler-d'État, comte de l'empire, chargé du 1er arrondissement de la police générale (1).

Limoges, le 16 septembre 1809.

Monsieur le Conseiller d'État,

Le sieur N.-J. Fauré, docteur en médecine, qui fait le principal objet de votre lettre du 31 août dernier, demeure à Limoges, et y est en surveillance depuis le 15 février dernier, d'après l'autorisation de M. le Préfet de la Dordogne. Les motifs qui l'y ont conduit, attestent le désir le plus louable et le plus ardent d'étendre ses connaissances médicales.

La maladie *espagnole*, qui a fait tant de ravages sur toute la ligne parcourue par les prisonniers de cette nation, avait cessé à Périgueux, où il avait eu le talent et le bonheur de sauver presque tous ses malades; aussitôt, n'écoutant que son zèle, il sollicite de son Préfet l'autorisation de se rendre à Limoges, où cette maladie était dans toute sa force, et vole où l'appellent son dévouement philantropique et l'amour de son art.

Les témoignages flatteurs dont il était muni me déterminèrent à l'accueillir avec bienveillance. J'ai eu tout lieu de m'en applaudir : les succès qui avaient récompensé son activité et son talent à Périgueux, l'attendaient également ici, et bientôt il s'est acquis une réputation

(1) J'étais alors en surveillance, pour avoir manifesté mon opinion contre Bonaparte, lorsqu'il se fit empereur et détruisit nos libertés.

distinguée, réputation justifiée par les éloges qu'il vient de recevoir de la Faculté de Montpellier, sur un Mémoire rédigé pour indiquer le nature, les causes et le traitement de l'*espagnolette*.

Depuis cette époque il n'a pas quitté Limoges, où une conduite sans reproches, un zèle infatigable à visiter et soulager les malades de toutes les classes, et des cures innombrables et difficiles, lui concilient de plus en plus l'estime et la confiance.

Je crois que son intention est de se fixer en cette ville. Je vous avoue que je désire le conserver ici. La plupart de nos médecins sont très-âgés, et le jeune Faure, à l'activité de son âge, joint l'instruction et la sagesse de l'âge mûr.

Je ne désire pas moins que les liens de sa surveillance soient brisés; je puis attester qu'il en est digne. Sa faute, très-grave, il est vrai, a été l'effet de l'inflammation d'une tête jeune et ardente, que quelques conseils perfides avaient échauffée, mais que la sagesse et la raison n'ont cessé de diriger depuis cette malheureuse époque. Les services qu'il a rendus et ne cesse de rendre à l'humanité souffrante, sa conduite régulière, et une expiation de six ans, semblent réclamer cette faveur. Je pense même que ses progrès dans l'art médical y sont intéressés. Affranchi d'une chaîne qui pèse sur son ame noble et sensible, son talent prendrait un nouvel élan, lorsqu'il aurait recouvré toute la plénitude des droits politiques. Je soumets ces réflexions à votre bienveillance et à votre sagacité. L'intérêt et la justice me les ont dictées.

J'ai l'honneur de vous renouveler l'assurance de ma respectueuse considération.

Signé, Texier-Olivier.

Certificat.

Le Préfet du département de la Haute-Vienne, membre de la Légion d'honneur, certifie que M. Faure fils, docteur en médecine, venu à Limoges par autorisation du Préfet de la Dordogne, à la première nouvelle de la maladie contagieuse qui y régnait, n'a cessé de développer, dans le cours de cette maladie, le plus grand zèle comme le plus grand courage pour la combattre ; que son activité, ses soins, ses succès, m'ont engagé à le placer à la tête de l'hôpital que j'ai créé pour les prisonniers espagnols atteints de cette maladie, et qu'il a pleinement justifié la confiance que j'ai placée en lui.

Limoges, le 15 avril 1809

Signé, TEXIER-OLIVIER.

Extrait du supplément à la Statistique de la Haute-Vienne.

M. le Préfet, après avoir parlé de la fièvre contagieuse, continue :

« Nous n'abandonnerons pas cette matière sans faire mention du zèle courageux et éclairé de M. Faure, jeune médecin de Périgueux. Dès que la fièvre contagieuse dont nous parlons se fut déclarée dans cette ville, M. Faure rechercha le siège de cette affection, en assigna les véritables causes et en éclaira la méthode curative. Il

3 *

prouva par de nombreuses ouvertures de cadavres, que le système qu'il suivait était le seul admissible : ce qui prouva surtout l'excellence de ce système, ce fut le grand succès dont il fut constamment couronné.

« On n'a su dans le temps ce qu'on devait le plus admirer, ou de la pénétration d'esprit, ou de l'active prudence, ou du courage extraordinaire de ce jeune médecin. Les départemens de la Dordogne et de la Haute-Vienne lui doivent un double tribut d'éloges et de reconnaissance; et nous nous faisons personnellement un plaisir de lui donner ici un éclatant témoignage de notre estime pour sa personne et pour son talent. »

Certificats.

Je soussigné, membre de la Chambre des Députés et Maire de la ville de Périgueux, certifie que la famille de M. N. J. Faure jouit dans cette ville de la considération qu'attirent la bonne conduite et les services rendus; que M. Faure père en a rendu un grand nombre dans les circonstances fâcheuses de notre révolution; que M. N.-J. Faure fils, quoique bien jeune à cette époque, secondait son père autant qu'il était en lui, et qu'enfin ces deux messieurs ne cessent, dans la profession qu'ils exercent, de rendre tous ceux qui dépendent d'eux avec un zèle et un désintéressement qui doivent les rendre recommandables aux yeux de S. Exc. le ministre de l'intérieur.

Périgueux, le 4 septembre 1816.

Le marquis D'ABZAC.

Le soussigné, ancien Procureur général et chevalier de l'ordre royal de la Légion d'Honneur, atteste, ainsi que

M. le maire de Périgueux, les faits rappelés par ce magis-
trat concernant MM. Faure père et fils, et ajoute que
pendant le cours de la maladie espagnole qui affligea ce
département en 1809, M. Faure fils manifesta, au péril
même de sa vie, un zèle et un dévouement qui sauvèrent
un grand nombre de personnes atteintes de cette contagion, et qu'il rendit dans cette occasion particulière les
plus signalés services à son pays et à l'humanité.

Périgueux, le 14 septembre 1816.

Le chevalier LANXADE.

Vu pour légalisation des signatures apposées au présent certificat, et pour attester la vérité de tous les faits
qui y sont énoncés, et qui sont à ma connaissance

A l'hôtel de la mairie de Périgueux, le 15
septembre 1816.

DE LAUBRESSET, *Adjoint du Maire.*

Nous, maire de la ville de Limoges, chevalier de
l'ordre royal et militaire de Saint-Louis, certifions à qui
il appartiendra qu'il est à notre connaissance particulière qu'au commencement de l'année 1809 une maladie contagieuse régnait à Limoges. Elle y avait été por-
tée par de nombreuses colonnes de prisonniers de guerre
espagnols qui, renfermés dans des espaces trop resser-
rés, produisirent un air infect. M. Faure, docteur en
médecine, fut nommé par l'autorité locale médecin de
ces dépôts de prisonniers, où la mort exerçait ses ravages. Il accepta cette commission périlleuse avec courage,
s'en acquitta avec zèle et désintéressement, et obtint
tout le succès que ses talens avaient fait espérer. En foi

de quoi le présent certificat a été délivré pour servir et valoir ce que de raison.

A Limoges, en l'Hôtel-de-Ville, le 18 septembre 1816.

Athanase DE LA BASTIDE.

Extrait du rapport fait à la Société de l'Ecole de Médecine de Paris, par les médecins envoyés par le Gouvernement dans plusieurs départemens du midi, MM. Geofroy et Nysten.

(Bulletin de la Faculté de Médecine, an 1810, n° 3, p. 43.)

« . . . . Mal-
» gré les dangers que ce travail pouvait compor-
» ter, il fit (M. Faure) quinze ouvertures de cadavres
» de personnes qui avaient succombé à cette maladie,
» et toutes lui présentèrent, etc.

» D'après cette inspection, M. Faure pensa que cette
» présence du sang vers les méninges, et la tendance
» à la phlegmasie de ces mêmes membranes, étaient
» une modification de la fièvre des prisons, et qu'ainsi
» celle des prisonniers espagnols ne devait pas être trai-
» tée selon la méthode ordinaire (1), où on emploie les
» toniques, et surtout le kina : il conseilla au contraire
» d'appliquer les sangsues aux tempes, etc.

» Par l'usage de ce nouveau traitement, la mortalité

(1) MM. les rapporteurs me comprirent mal, ce n'était pas là ma raison.

» diminua beaucoup, et les nombreux succès qui la sui-
» virent, engagèrent M. le préfet à confier à M. Faure le
» soin de l'hôpital où furent traités les prisonniers espa-
» gnols. »

N. B. Il a été constaté qu'en 1808, contre l'opinion
générale, *sans exception*, je conseillai l'application des
sangsues, dans ces funestes maladies où la prostration
des forces était extrême ; que mes succès furent constans.
Eh bien ! ni M. Broussais ni ses élèves ne m'ont jamais
cité pour une idée aussi importante, dont il est impossible de me ravir la priorité. J'avoue cependant que je dif-
fère de M. Broussais qui fixe le siége de ces maladies sur
l'estomac et le tube intestinal, tandis que je le fixe sur
toute l'organisation en général, mais principalement sur
les membranes du cerveau, cause principale du danger
imminent. M. Broussais dit : Appliquez les sangsues sur
la région de l'estomac, et vous ferez cesser cette aridité
de la langue, cette irritation du tube intestinal, etc. ;
et moi, je dis : Faites la même application aux tempes,
derrière les oreilles, et beaucoup plus promptement
l'irritation abdominale disparaîtra, ainsi que les douleurs
plus ou moins vives de la tête ; et le malade sera ensuite
bien moins en danger.

Qu'en rendant hommage encore à M. Broussais, pour
avoir fixé l'attention des praticiens sur certaines inflammations, je déplore l'exagération d'un système devenu si
funeste dans les provinces, et qui continuera sans doute
à l'être encore bien des années, si le professeur n'a pas la
loyauté d'éclairer lui-même les partisans de son système ;
car ces partisans sont loin, ordinairement, d'avoir, com-

me lui, une instruction suffisante, et M. Broussais a eu le malheur de leur persuader qu'il est *facile* de faire la médecine.

On discute et on dispute beaucoup pour savoir si la fièvre jaune est contagieuse. *Hippocrate dit oui; et Galien dit non :* et moi qui serais charmé de mettre ces messieurs d'accord, je dis *non* et *oui.* Non, elle n'est pas contagieuse, si vous ne rassemblez pas les malades, et que vous les teniez très-propres et bien aérés : oui, elle devient contagieuse, si dans le foyer générateur de la maladie, ou loin de ce foyer, vous encombrez les malades, ou en renfermez, même un seul, dans un lieu trop étroit; alors l'individu le mieux portant, *surtout s'il n'est pas à jeûn*, en s'approchant, pourra gagner la maladie, qui sera susceptible de se propager ensuite par contagion, en offrant quelques nuances dans les symptômes de la maladie primitive.

Je viens de donner des preuves suffisantes, je crois, du zèle que je mis, à la fin de 1808 et au commencement de 1809, pour soulager nos compatriotes affectés d'une maladie dont *on ne contesta jamais le caractère funeste et contagieux.* J'ai démontré, par le bulletin de la Faculté, que, le premier et longtemps le seul, sur la ligne parcourue par les prisonniers espagnols, j'osai faire des ouvertures cadavériques; que, seul encore, à la fin de 1808, et par conséquent longtemps avant M. Broussais, et contre l'opinion générale, en proscrivant les toniques au début, et l'émétique après le début, je faisais appliquer les sangsues, dans les cas déplorables où la prostration des forces était extrême, et que j'en obtins les plus grands succès : je prouve enfin, par la lettre de

l'ambassadeur d'Espagne (1), que, longtemps avant que
MM. Pariset et Mazet fussent envoyés en Espagne, j'a-
vais sollicité, même de M. Decazes, un mois avant, qu'il
me fût permis d'aller *en secret*, secourir des étrangers
malheureux... On peut me demander : Qu'est-ce que
cela prouve? Le voici : 1° Que j'ai fait plus pour mes
concitoyens, que les médecins envoyés en Espagne ;
2° que j'aurais été heureux de pouvoir aller à leur place ;
3° cela prouve enfin que, lorsqu'il y a des honneurs et
d'autres récompenses à accorder pour des dévoûmens
généreux, la reconnaissance publique peut avoir la mémoire courte. Il est permis, je pense, à l'homme qui
sait s'en consoler, de faire apercevoir le genre de gloire
qu'il aime.

―――――

*Apostilles d'une pétition adressée au Ministre
de l'intérieur, en 1814.*

« Les membres de la Chambre des Députés pour le dé-
» partement de la Dordogne, soussignés, verraient avec
» plaisir que M. Faure, leur compatriote, obtînt la grâce
» qu'il sollicite de Son Excellence, comme une récom-
» pense de ses travaux, de ses succès et de son désinté-

―――――

(1) Cette lettre, tout entière de la main de M. Fernand-Nunez,
est déposée chez M⁰ Moreau, notaire, successeur de M. L'Herbette,
rue St-Merry, n° 25. (Voyez pag. 47 et 48.)

» ressement dans l'exercice de la médecine et de la chi-
» rurgie.

Paris, le 23 août 1814.

    » *Signés*, CHILLAUD-LARIGAUDIE, le baron DE MALET,
        » MAINE DE BIRAN, MEYNARD. »

« La députation de la Haute-Vienne réunit ses sollici-
» tations à celles de ses collègues de la Dordogne, pour
» engager Son Excellence le Ministre de l'Intérieur à faire
» accorder par S. M. la décoration demandée à juste titre
» par le pétitionnaire.

» Nous avons l'honneur d'assurer Son Excellence que
» notre entier département verra avec la plus grande sa-
» tisfaction qu'il soit accordé une récompense aussi hono-
» rable, parce que chacun se plaît à rappeler les services
» importans du pétitionnaire, son dévoûment et son noble
» désintéressement dans un moment aussi pénible pour
» la Haute-Vienne, que le passage des prisonniers espa-
» gnols.

    » *Signés*, GUINAUD, DUMAS, SOUBREBEAU. »

« *N. B.* Je ne vis point l'apostille des Députés de la
Corrèze.

Apostille de la Députation de la Dordogne.

Paris, le 8 avril 1822 (Pétition au ministre de l'intérieur.)

Les députés du département de la Dordogne, soussignés,

Attestent que le pétitionnaire, leur compatriote, déploya autant de zèle que de talent pour combattre une fièvre contagieuse, qui, en 1809, exerçait un grand ravage à Limoges parmi les prisonniers espagnols et les habitans de cette ville, qu'il obtint de grands succès des moyens curatifs qu'il employa. Les autorités locales lui ayant offert des honoraires, il les refusa. Cette noble conduite leur suggéra l'idée de lui offrir une récompense plus digne de son désintéressement, en sollicitant pour lui la croix de la Légion-d'Honneur, qui en effet lui fut promise ; mais les événemens du 20 mars empêchèrent l'exécution de cette promesse.

. Les honorables et nombreux certificats joints à ce mémoire prouvent que le pétitionnaire n'a pas cessé de se distinguer dans sa carrière, et lui donnent de nouveaux droits à la justice et à la bienveillance du gouvernement

Par ces motifs, les députés soussignés verraient avec satisfaction que son Excellence voulût accueillir la demande du pétitionnaire.

Signes, Chilhaud de la Rigaudie, Meynard, Deverneilh , Maine de Birand , Langlade , J. B. Génis.

N. B. Je crois inutile de rapporter ici toutes les réponses des ministres et de leurs employés, quoique la conversation que j'eus avec l'un de ces derniers, en 1819, fût susceptible d'offrir des particularités intéressantes.

Lorsqu'on voulut me vendre pour la seconde fois la croix de la Légion-d'Honneur, je crus devoir adresser la pétition suivante à la Chambre des Députés :

A MM. les Députés des départemens.

Messieurs les Députés,

J'ai consacré mes veilles, j'ai exposé ma vie lorsque je l'ai cru utile à mes concitoyens. Je ferais le sacrifice d'un bonheur certain pour assurer d'heureux jours à ma patrie! A ces titres, je réclame l'attention et la bienveillance de la Chambre.

Je ne me permettrai point d'être juge dans ma propre cause, d'examiner si la conduite des ministres de l'intérieur qui se sont succédés depuis 1814 jusqu'à ce jour, a été à mon égard marquée par le caprice, l'insouciance ou l'injustice, ou si je dois seulement accuser les circonstances, qui, en les changeant, ont ôté à quelques-uns l'honneur de tenir leurs promesses. Mais je pense qu'il est temps que les représentans de la nation prennent connaissance des titres qui désormais mériteront la croix de la Légion-d'Honneur; car d'une sage distribution dans les récompenses nationales naîtront une foule d'actes vertueux dont les résultats seront à l'avantage des familles et du gouvernement. Il est des délicatesses de cœur qui portent leur noble récompense dans le charme du secret; il en est d'autres qui, rendues ostensibles par la nécessité des circonstances, avouent toutes les démarches qu'on fait pour l'honneur. L'injustice et l'ingratitude aperçues peuvent irriter les meilleurs citoyens.

Je pense qu'il serait utile que la Chambre suppliât Sa Majesté de vouloir bien ordonner :

1° Que désormais ceux qui auront mérité la croix de la Légion-d'Honneur seront classés d'une manière invariable pour l'obtenir à leur tour, et ne seront plus soumis aux intérêts politiques du moment ou aux caprices des ministres changés; car les actions se renouvellent, les plus récentes intéressent souvent davantage. L'homme le plus vertueux n'a pas toujours l'occasion de faire le bien qu'il voudrait, ni l'avantage d'avoir de hautes protections près des Excellences ou des chefs de bureaux;

2° Que la Chambre soit autorisée à former dans son sein une commission chargée d'examiner les titres de ceux qui, par la noblesse de leurs sentimens et l'étendue de leur dévoûment, auront eu le bonheur de mériter la reconnaissance de la nation et la bienveillance du Roi, laissant au ministre de l'intérieur le soin de récompenser les divers fabricans dont l'utilité est connue, mais dont le mobile l'est aussi et ne doit pas être comparé. Il serait peut-être à souhaiter que la Chambre des Pairs fût également autorisée à signaler à sa Majesté les beaux traits militaires;

3° Que chaque ministre, dans son département, soit tenu à faire imprimer (la première année) la liste générale et la note des titres des légionnaires actuels; l'année suivante, la liste et la note des titres des hommes destinés à être légionnaires à leur tour. Ces mesures multiplieront les belles actions : on connaîtra le degré d'estime qu'on devra à chacun. La crainte de faire rougir quelques individus ne doit point arrêter;

4° Que si la mort vient enlever un des candidats avant que son temps soit venu de porter la croix de la Légion-d'Honneur, le brevet en soit également transmis à sa famille comme un monument honorable du défunt, à

moins qu'une conduite méprisable ait terni ses pre-
miers droits.

Il sera possible, messieurs, que la proposition que je
prends la liberté de vous soumetttre, après cinq ans
d'une confiance bien patiente, m'éloigne pour long-
temps du but; mais je m'en consolerai si la justice peut
en naître. Je songerai d'ailleurs que plusieurs députa-
tions, témoins honorables de quelques services, me ju-
gèrent digne d'une faveur qu'elles eurent la bonté de
solliciter pour moi. Je n'oublierai pas non plus les com-
plimens de leurs Excellences ; et enfin, pour avoir des
motifs de consolation de plus d'un genre, je songerai
aussi au moyen qui aurait pu facilement me faire obtenir cette croix (1).

Je prends la liberté de vous adresser une copie des
pièces justificatives. Mes titres sont imprimés à la fin
de ma Lettre à Mme de Rambaut. Cette lettre renferme
l'exposé fidèle de ma conduite politique et celle de ma
famille pendant la révolution.

Vous verrez, messieurs, que la lettre d'une Excellence m'assure que je lui suis connu par d'autres traits
que ceux que je relate. Je suis flatté que des étrangers
les aient fait connaître.

Je joins ici un exemplaire d'un *Mémoire sur les Mala-
ladies des Yeux*, qui, depuis que mes titres avaient été
jugés suffisans, a mérité l'approbation de l'Institut. Le
rapport est à la page 29.

(1) Je conserve à cet égard une lettre assez curieuse, heureux si je
ne rencontre pas encore sur mon chemin l'homme qui l'écrivit.

Si je joins la copie d'une lettre à l'ambassadeur d'Espagne et sa réponse, c'est pour prouver la constance de
mes sentimens pour l'humanité.

J'ai l'honneur d'être, avec le plus profond respect,

Messieurs,

Votre, etc.

N. J. FAURE.

Paris, le 15 décembre 1819.

N. B On peut vérifier, à la Chambre des Députés,
que cette copie est *exacte*. Eh bien! voilà comment s'ex-
prima alors M. le rapporteur des pétitions :

« Le sieur Faure, médecin oculiste, *demande* à la
» Chambre la croix de la Légion-d'Honneur. *Ordre du*
» *jour*. »

Je m'abstiens de toute réflexion.

---

*Copie de ma lettre à S. Exc. l'Ambassadeur
d'Espagne, en date du 15 octobre 1819.*

(C'est à peu près la répétition de celle que j'avais écrite au ministre
de l'intérieur M. Decazes, un mois avant le départ de MM. Pariset
et Mazet pour l'Espagne.)

EXCELLENCE,

M. le comte de Rastignac a daigné vous parler quelquefois d'un médecin qui eut le bonheur de rendre, en 1809,

des services signalés aux prisonniers espagnols atteints de fièvre contagieuse.

Permettez, qu'aujourd'hui, où vos compatriotes sont exposés aux mêmes dangers dans leur patrie, j'offre d'aller joindre les fruits de mon expérience à celle des savans docteurs de Cadix. Heureux encore, si, avant de terminer ma carrière, je rends des services importans à des étrangers malheureux, et si je concours à préserver ma patrie du fléau qui les détruit.

En demandant à Votre Excellence le secret de mon offre, pour ne pas affliger ma famille, j'attends vos ordres.

J'ai l'honneur, etc.

N.-J. FAURE.

Réponse de l'Ambassadeur d'Espagne à M. Faure.

Paris, le 18 octobre 1819.

J'ai reçu, Monsieur, la lettre que vous m'avez adressée le 16 courant, pour me témoigner vos désirs de passer en Espagne, joindre votre expérience à celle des docteurs espagnols, pour le traitement de la fièvre jaune qui s'est manifestée à Cadix. Votre dévoûment, Monsieur, est trop louable, pour que je cherche à vous distraire de ce but; mais je me trouve malheureusement dans l'impossibilité de vous seconder, faute d'autorisation de mon Gouvernement. Je pense que, si vous voulez vous donner la peine de lui exposer vos vues, elles seront bien accueillies.

Agréez, Monsieur, l'assurance de ma considération la plus distinguée.

Signé, E.-T. Duc de FERNAN-NUNEZ.

MINISTÈRE DE L'INTÉRIEUR.

Secrétariat général, 1er *bureau.*

Paris, le 16 septembre 1818.

(Il y a en marge : *Sa demande sera mise sous les yeux du Roi, lors d'une promotion générale.*)

Monsieur, j'ai reçu la lettre, en date du 12 de ce mois, par laquelle vous rappelez votre ancienne demande d'admission dans l'ordre royal de la Légion-d'Honneur, et vous présentez de nouveaux motifs qui peuvent vous faire obtenir cette faveur. Je recueille avec soin tout ce qui est à l'avantage des bons serviteurs du Roi. Vous m'êtes connu par d'autres traits encore que ceux que vous relatez, et tous sont consignés dans la notice qui vous concerne; mais vous vous trompez en pensant qu'il n'y aura plus de nominations générales. A la vérité, le Roi n'a pas fait connaître à quelle époque il lui plairait de faire une promotion. Jusque-là continuez de vous rendre digne des grâces de SA MAJESTÉ. Vous avez de nombreux concurrens, qui tous seraient plus ou moins fondés à solliciter une exception favorable; mais croyez qu'à l'époque d'une promotion, la préférence sera accordée à la durée et à la distinction des services.

Recevez, monsieur, l'assurance de ma considération.

Le ministre secrétaire-d'état de l'intérieur,

Signé, LAINÉ.

4

On me saura gré, j'espère, de communiquer ici une
lettre de Mme la comtesse de Genlis. Elle voulut bien
l'écrire pour moi à M. de Corbière, peu de temps avant
le changement de ministère. J'ai pu apprécier plus
d'une fois la bonté extraordinaire de cette femme justement admirée de toute l'Europe; car il faut l'avouer,
les étrangers sont plus sensibles à son mérite éminent
que ses propres compatriotes. Presque aussi âgée que
Voltaire lorsqu'il mourut; Mme de Genlis a conservé,
comme cet homme célèbre, toutes les facultés de son
esprit, qui est animé et brillant comme dans les beaux
jours de sa jeunesse (1).

Paris, le 22 novembre 1827.

« Monsieur le comte,

» J'ai trop bien senti jadis la douleur qui vous accable
» pour ne pas prendre à jamais un véritable intérêt à

---

(1) Je dois aux bontés de Mme la comtesse de Genlis le manus-
crit auquel elle attachait le plus de prix, *Alfred-le-Grand*, roman
historique, dont les plus beaux morceaux furent composés, il y
a près de quarante ans, chez le chevalier Hoare, et précisément sur la même tour d'où Alfred-le-Grand harangua ses
sujets, après avoir chassé les Danois et pacifié l'Angleterre. Je
ferai publier cet important ouvrage à la fois en France et en
Angleterre, aussitôt mon arrivée à Londres, où j'espère aller
l'année prochaine.

» toute situation semblable (1). Que Votre Excellence
» me permette donc de saisir un prétexte qui m'est cher
» de toutes manières pour lui exprimer la sensibilité
» que m'inspire la perte qu'elle vient de faire. Il me
» semble que j'ai quelques droits sur tous les cœurs
» souffrans de cette douleur; et ce n'est pas vous, mon-
» sieur le comte, qui dans ce moment pourriez avoir le
» courage de m'ôter cette illusion, si c'en est une.

» Permettez-moi donc, monsieur le comte, de vous
» solliciter avec instance pour la chose la plus simple
» et la plus juste, et dont vous trouverez le détail dans
» la note ci-jointe. Il est impossible que vous puissiez
» jamais vous intéresser à une personne plus digne de
» toute votre protection, par ses talens, sa conduite et
» son incomparable habileté dans son art. Il est vérita-
» blement inconcevable que M. Faure, oculiste de
» S. A. R. MADAME, duchesse de Berry, ayant rendu de
» si éminens services et si prouvés, il y a seize ans, aux
» départemens de la Haute-Vienne et de la Dordogne;
» venant de faire des découvertes admirables, consta-
» tées par l'Institut; étant d'ailleurs grand chirurgien
» et grand médecin, comme j'en ai des preuves irrécu-
» sables; ayant toujours eu à tous égards la conduite
» la plus pure; il est inconcevable qu'un tel homme
» n'ait pas la croix de la Légion-d'Honneur, et c'est ce
» que je sollicite de Votre Excellence. Si elle daignait
» lui accorder un moment d'entretien, il lui prouve-
» rait tout ce que j'avance ici. Enfin, monsieur le comte,

(1) M. de Corbière venait de perdre son fils.

4 *

» c'est véritablement pour un ami que je vous demande
» cette grâce, et j'ose me flatter que vous ne me la re-
» fuserez point.

   » J'ai l'honneur d'être, monsieur le comte,

     » De Votre Excellence

        » La très-humble et très-obéissante
       » servante,

           » C^{sse} DE GENLIS. »

Certificats des premières autorités de Magdebourg.

Je soussigné, commissaire des guerres de la place de
Magdebourg, certifie que M. Faure (N.-Jean), docteur
en médecine de la faculté de Montpellier, a exercé les
fonctions de premier médecin à l'hôpital de Klotesberg,
en cette place, depuis le 1er novembre 1811 jusqu'à la
présente époque; qu'il a donné dans cet établissement
des preuves multipliées d'un zèle peu commun; que les
succès constans qu'il a obtenus m'ont souvent mis à
même de faire aux autorités supérieures les rapports les
plus satisfaisans sur lui; qu'il s'est acquis, durant son
activité, l'attachement de ses malades, ainsi que l'estime de tous ceux qui ont su apprécier sa conduite fran-
che, loyale et désintéressée; qu'enfin, par la détermi-
nation qu'il vient de prendre, de quitter le service des

hôpitaux militaires, il fait regretter un officier de santé difficile à remplacer.

Magdebourg, le 18 avril 1812.

Signé, TOUCHARD.

Je partage sincèrement les sentimens de M. le commissaire Touchard à l'égard de M. Faure, et je regrette infiniment son éloignement de l'hôpital militaire, où sous tous les rapports, il s'est montré de la manière la plus avantageuse.

Le Commissaire des guerres du département de l'Elbe,
Signé, KLEVITZ.

Vu par nous, comte de Schulenburg Emden, préfet du département de l'Elbe, chevalier de l'ordre de la Couronne de Westphalie, pour légalisation de la signature de M. le commissaire des guerres Klevitz, en y ajoutant qu'il ne m'a été porté aucune plainte contre M. le médecin Faure, et que je regrette infiniment qu'il n'ait pu continuer son service; qu'il a toujours fait avec exactitude et loyauté.

Signé, Comte DE SCHULENBURG.

Je ne puis rien ajouter aux témoignages donnés ci-dessus à M. le médecin Faure; ils sont justement mérités; et ils ont fait l'objet de plusieurs de mes lettres écrites à S. Exc. le ministre-directeur en faveur de ce médecin; et je regrette particulièrement qu'il n'ait pu continuer ses fonctions à l'hôpital qui lui était confié.

Le Commissaire-ordonnateur,
Signé, LEBORGNE-DE-BOIGNE.

Le général de division, gouverneur de Magdebourg, soussigné, atteste qu'il ne lui a été fait que des rapports avantageux sur les soins que M. le médecin Faure a pris de ses malades à l'hôpital militaire de cette place, et qu'il est parvenu à sa connaissance que les malades qui lui étaient confiés ont témoigné du regret de lui voir cesser ses fonctions.

Signé, MICHAUD.

Lettres de l'ancien Médecin en chef de l'armée de Vienne.

Hambourg, le 16 janvier 1811.

J'ai reçu, monsieur, votre lettre du 10 janvier. Les détails qu'elle contient sont très-intéressans ; ils annoncent que vous avez mis à profit, de bonne heure, les leçons de vos maîtres, et les instructions écrites des praticiens les plus recommandables ; je vois surtout avec plaisir que vous ne vous êtes attaché à aucun système, et que la médecine d'observation vous a spécialement occupé.

Votre procédé curatif de la fièvre d'hôpital me paraît bien fondé. Il est très-difficile, dans les maladies d'un caractère aussi grave, de marcher d'un pas ferme au milieu des écueils que présentent des contre-indications très-pressantes, je veux dire une forte irritation unie à une grande prostration des forces. Il faut, dans ce cas,

faire là guerre à l'œil, avoir toujours présente l'indica-
tion vitale, et ménager en même temps sa thérapeu-
tique, de manière à concilier, pour ainsi dire, les con-
traires. Les livres ne donnent point cette instruction ;
c'est le lit du malade, c'est une expérience éclairée par
une théorie sage, c'est le génie médical qui fournit les
ressources de l'art au moment où elles sont nécessaires,
et vous avez tout ce qu'il faut pour atteindre ce but si
utile à l'humanité, etc.

Signé, Gilbert.

Du 13 décembre.

J'ai reçu, monsieur, votre lettre du 10 décembre. Je
vous remercie des intéressans détails qu'elle contient.
Vos autopsies cadavériques m'ont paru dirigées par la
prudence et le vrai savoir. Je suis assuré que vos observations ultérieures seront toujours utiles.

Gilbert.

Du 20 janvier.

J'ai reçu, monsieur, votre lettre et votre rapport
du 4 janvier, qui m'ont beaucoup satisfait. Je suis persuadé que, si votre zèle ne se ralentit pas, vous ne pour-
rez que vous faire honneur quelque part que vous exer-
ciez la profession de médecin, etc.

Gilbert.

Le 15 février.

J'ai reçu, monsieur, votre lettre du 5 février, en
forme de rapport, et je suis, par continuation, satisfait
de votre zèle et de vos travaux, que je vous engage à
continuer. Ne craignez pas de me fatiguer par des dé-

veloppemens plus ou moins étendus. Tout ce qui peut tendre au perfectionnement de l'art ou à celui de l'expérience d'un jeune médecin m'intéressera toujours.

Votre observation sur une hernie gastrique m'a intéressé.

Je suis également satisfait de votre topographie médicale sommaire de l'hôpital de Klosterberg.

Gilbert.

Toutes ces lettres sont écrites en entier de la main de M. Gilbert, de cet homme docte et excellent, qui ne cessa de me donner jusqu'à son dernier soupir les témoignages les plus authentiques de sa confiance et de son estime, sentimens si honorables pour moi, et que sa famille a daigné me conserver.

Montpellier, le 2 septembre 1809.

Le doyen de la Faculté de Médecine, à M. Faure.

... Le mémoire joint à votre lettre m'a inspiré le plus vif intérêt; vos réflexions sur la fièvre communiquée par les prisonniers espagnols, sont celles d'un praticien sage, instruit et judicieux. Vous avez su heureusement appliquer les connaissances déduites de l'inspection des cadavres, à la recherche des funestes effets de cette maladie. Il ne manque presque rien au tableau que vous en faites, et le traitement que vous lui avez opposé, s'accorde avec les principes de la plus saine doctrine.

Recevez, je vous prie, Monsieur, l'assurance de mon estime et de mon affection.

Signé, Dumas, P. M.

UNIVERSITÉ IMPÉRIALE.

ACADÉMIE DE PARIS.

FACULTÉ DE MÉDECINE.

Paris, le 27 septembre 1810.

Le Doyen par intérim de la Faculté de Médecine, à M. Faure, docteur en médecine, correspondant de la Société de l'École de Médecine à Limoges, département de la Haute-Vienne.

Monsieur et très-cher collègue,

Je m'empresse de vous adresser le diplôme ci-joint de correspondant, que la société de médecine de l'École, a arrêté, dans sa dernière séance, de vous offrir comme un témoignage de son estime pour vos talens et vos travaux. En vous le transmettant, je me félicite d'avoir à vous exprimer tout le prix qu'elle attache aux relations qui vont s'établir entre elle et vous, et qu'elle ne négligera aucune occasion de cultiver.

Agréez, monsieur et cher confrère, l'assurance de la haute considération avec laquelle j'ai l'honneur de vous saluer.

Signé, J. J. LEROUX.

ACADÉMIE ROYALE DE MÉDECINE.

Paris, le 1er juin 1825.

Le Secrétaire perpétuel de l'Académie royale de Médecine, à M. Faure.

Monsieur et très-honoré confrère,

J'ai l'honneur de vous annoncer que, sur la présentation de la section de médecine, l'Académie vous a

nommé, dans sa séance du 5 avril dernier, membre
adjoint correspondant. Elle vous prie de lui communiquer le résultat de vos observations, et d'ajouter à sa
gratitude en ajoutant à ses lumières.

Permettez-moi de me féliciter d'avoir à vous trans-
mettre le témoignage de l'estime qu'elle fait de vos talens.

. Je suis, avec la plus haute considération,

Monsieur et très-honoré collègue,

Votre très-humble et très-obéissant serviteur.

Signé, E. Pariset.

Mᵐᵉ la comtesse de Genlis, ayant entendu parler de
plusieurs opérations, qui ont parfaitement réussi au
moyen de mes nouveaux procédés, voulut bien écrire à
Mᵐᵉ la princesse de Poix, pour l'engager à me consul-
ter. La princesse a été opérée de la cataracte sans succès par deux habiles docteurs de la capitale. J'ai la
conviction, d'après ce qu'on m'a dit de l'état de ses
yeux, de lui rendre la vue. Mais, soit résignation, soit
manque de confiance, Mᵐᵉ la princesse de Poix ne s'est
point décidée, jusqu'à présent, à me faire appeler. Je
crois qu'on lira avec plaisir la lettre que Mᵐᵉ de Genlis
lui écrivit à ce sujet. On trouvera dans cette lettre tout
ce qui distingue éminemment le style de cette femme
célèbre dans ses compositions les plus grandes comme
dans ses billets les plus courts, une clarté et une pu-
reté admirables, une élégance et une grâce parfaites.
Mais si ceux qui lisent ses ouvrages admirent son esprit,
ceux qui ont le bonheur de la connaître personnellement aiment sa bonté, sa sensibilité. Ce qui suit est

bien propre à confirmer les éloges que je fais des qualités de son cœur :

Lettre de Mme la Comtesse de Genlis à Mme la Princesse de Poix.

« J'ai eu le bonheur, madame, de vous rencontrer
» souvent dans votre jeunesse; vous l'avez sans doute
» oublié, ce qui me paraît très-simple. Mais qui pour-
» rait perdre un tel souvenir quand vous en êtes l'objet!
» Je me rappelle donc parfaitement cette personne si
» charmante par la figure, l'esprit, le naturel; dont le
» caractère était si parfait, la conduite si pure, que
» toutes les femmes lui pardonnaient cette réunion si
» rare de charmes piquans et de qualités solides. J'ai
» appris avec le plus sensible intérêt tout ce que vous
» avez souffert. Votre malheur, vos souffrances et mes
» souvenirs m'ont inspiré pour vous, madame, tous
» les sentimens d'une véritable amie! Quel serait mon
» bonheur si je pouvais contribuer à vous rendre la vue,
» et sans vous faire supporter de nouvelles douleurs!
» J'en ai tellement le pressentiment et l'espérance, que
» j'ai le besoin irrésistible de vous en parler. Il est
» un oculiste, celui de MADAME, duchesse de Berry
» (M. Faure), que vous n'avez point consulté, et qui
» a fait en ce genre et fait encore tous les jours de vé-
» ritables miracles, dont j'ai bien vérifié l'authenticité,
» en prenant les informations auprès des personnes
» qu'il a miraculeusement guéries. Ce qui surtout m'a
» frappée, c'est que M. Faure, par la seule inspection
» des malades, a des moyens certains de reconnaître si
» l'opération doit réussir ou non ; que, de plus, il ré-

» pond, dans tous les cas, qu'elle ne sera nullement
» douloureuse, et il annonce que, s'il ne remplit pas
» ces conditions, il ne recevra aucune espèce d'hono-
» raires. D'ailleurs, je le connais depuis long-temps,
» et je puis répondre, non seulement de sa probité,
» mais de son extrême délicatesse. Il désire passionné-
» ment vous examiner, madame; et peut-on croire
» qu'en entreprenant sans sûreté une telle opération, il
» voulût s'exposer à perdre sa réputation, sa place, et
» à donner à ses nombreux envieux un si grand sujet
» de triomphe !

» Voyez-le donc, madame, je vous en conjure; écou-
» tez-le, vous serez charmée de son entretien, car il a
» autant d'esprit que d'habilité et de parfaite honnêteté.
» S'il vous guérit, je ne sais pas ce que la joie me fera
» faire; je donnerai une fête, je composerai une nou-
» velle en l'honneur de M. Faure, et je ferai en outre
» mille folies.

» J'ai l'honneur d'être, madame, avec les sentimens
» anciens et nouveaux que je vous ai vous ai voués pour
» ma vie,

   » Votre très-humble et très-obéissante
   » servante,

     » D., C^{sse} DE GENLIS. »

Paris, juillet 1827.

Réflexions.

TACT MÉDICAL.

Le tact médical fait plus qu'une longue pratique pour caractériser les maladies et les traiter. Mais le tact le plus délicat est lui-même susceptible de discipline, et la perfection en toutes choses est un produit plutôt de l'expérience raisonnée que de l'âge et d'une grande érudition. Cette faculté divine est d'autant plus près de sa perfection, que l'homme qui en est doué ne se croit jamais infaillible. Il faut donc que la prudence, dans toutes les circonstances qui paraissent les plus simples ou les plus compliquées, ne cesse d'opposer à l'idée de *certitude* tout ce qui pourrait tromper les présomptions et les calculs, et tout ce qui pourrait subitement remédier aux erreurs et aux fautes.

CHIRURGIEN.

Une opinion que l'on s'efforce de répandre, c'est qu'un bon chirurgien est également bon pour toutes les opérations. Initié moi-même aux secrets de la chirurgie et de la médecine, et connu, j'ose le dire, avec quelque avantage dans l'une et dans l'autre, soit dans les concours (car je fus nommé chirurgien interne des hôpitaux, et le second, pour la grande chirurgie, dans ceux ordonnés par le gouvernement, en 1803), soit par les cures que j'ai faites, j'affirme que celui qui, ayant les connaissances solides de l'art, se livrera à une seule branche de la médecine ou de la chirurgie, parviendra à un degré de perfection, à une finesse de tact, qui lui donneront, toutes choses égales d'ailleurs, une très-grande supériorité sur ceux qui sont distraits par la variété de leurs idées et de leurs travaux. Comment de semblables erreurs ont-elles donc de si chauds apologistes ? Le mot de l'énigme est l'*intérêt personnel*.

PUPILLES ARTIFICIELLES.

Il serait curieux de connaître le nombre de tentatives qui se font journellement et qui ont été faites depuis trente ans à Paris pour ouvrir des pupilles artificielles, afin de juger combien ma méthode est supérieure aux autres. Je ne crois pas qu'il soit possible de le mettre en doute en voyant mes nombreux succès, qui sont au moins de vingt sur vingt-quatre opérations. Peut-être serait-il important pour l'humanité qu'on ajoutât plus de prix à ma petite découverte.

Un des chirurgiens du Roi me dit un jour qu'il avait vu faire, en assez peu de temps, vingt-sept ou vingt-neuf opérations de ce genre, sans un succès, par un homme que je m'abstiens de nommer et de qualifier. Eh bien! lui répondis-je, depuis que j'eus le *malheur* de rendre la vue à un individu opéré trois fois sans succès par ce même chirurgien (au sieur Blainville), je suis bien sûr que je ne trouverai que rarement à glaner sur ses malades....!

MÉDECINE. — MÉDECINS.

Il y a peu d'époques où les médecins n'aient bien prétendu avoir fait faire de grands progrès à leur art; mais celle où nous vivons est surtout remarquable en ce genre. Si la science, à part quelques découvertes heureuses, dues le plus souvent au hasard ou renouvelées, se fût perfectionnée en raison des systèmes que l'amour-propre a enfantés et que l'orgueil a voulu soutenir, il serait difficile en effet d'imaginer qu'elle pût aller plus loin. Mais lorsqu'on voit des docteurs, à peine sortis des écoles, abandonner les remèdes les mieux éprouvés par leurs maîtres, pour en essayer témérairement de nouveaux, qu'ils ne tardent pas à rejeter après leur avoir attribué les plus grandes vertus; quand on voit de graves médecins insulter à la mémoire de leurs illustres et estimables devanciers; et assurer, malgré les cris et le désespoir des victimes de leurs fatales idées, que la syphilis n'est qu'une affection purement inflammatoire; d'autres affirmer, malgré l'évidence la plus *évidente*, qu'il est absurde de chercher dans les solides ou les fluides le mercure employé pour la guérir; lorsqu'on voit des systématiques, aussi indécis dans leurs théories médicales que téméraires dans leurs essais, plonger tout le corps de leurs malades affectés d'inflammations cérébrales dans l'eau très-froide, et crier

ensuite victoire parce que tous n'ont pas succombé à cette manœu-
vre empirique et barbare, qui refoule promptement le sang vers
les méninges engorgées, et tue ordinairement avant que la réaction
qu'on espère ait eu lieu ; lorsqu'on voit mourir autant et peut-être
plus d'individus par l'application générale et exagérée des sangsues
que par l'administration générale et plus exagérée encore des pur-
gatifs drastiques ; lorsqu'on voit les plus grands maîtres en fait
d'oscultation se tromper complétement dans leurs pronostics, pour
avoir dédaigné les vieux et bons principes de l'art, comme cela
fut vérifié, en présence d'un grand nombre de médecins, à la mort
du docteur Marcellin ; lorsqu'on voit enfin chaque jour, dans le
même hôpital, la même affection, avec les mêmes circonstances,
soumise à des traitemens opposés, à cause de l'indécision où l'on
est encore sur ce qui est vraiment utile ; alors l'homme sensé, qui
connaît tout ce que l'esprit de système fait de mal, tout ce que l'orgueil met d'obstination à plier les faits aux systèmes, quand la nature nous enseigne à plier les systèmes aux faits, redoute avec fondement ce que les autres invoquent, et il a un certain droit d'accuser l'art d'impuissance et les hommes de présomption. Mais qu'on
ne s'y trompe point : celui qui crie le plus fort et le plus spiri-
tuellement, et vante le mieux les immenses progrès de la médecine, de cet art divin, qui ne sera jamais bien exercé sans un
cœur très-sensible et sans l'organe investigateur des causes, s'ima-
gine bien qu'il sera pris pour le phénix dépositaire de ces progrès
tant vantés, et c'est en effet ce qu'ordinairement le public ne
manque point de faire et de payer.

Pour mettre un terme à ce genre de charlatanisme et à ces di-
vagations de l'esprit, qui se renouvellent d'autant mieux, que le
véritable talent ne gagne presque plus rien à suivre les voies honnêtes, il faut composer un ouvrage médical, d'après les principes émis à la page 3 du premier Mémoire que je soumis à
l'examen de l'Académie des Sciences, et défendre à tout docteur qui n'aura pas quinze ans de pratique, de tenter l'essai de remèdes nouveaux sans l'autorisation de deux Facultés de France ;

bien entendu encore que ces expériences ne devront commencer que sur des individus atteints de maladies mortelles, ou sur des condamnés à mort ou à la flétrissure (si l'on persiste à ne pas abroger cet infâme supplice, qui finira peut-être un jour par atteindre quelque innocent). Que l'indulgence royale s'étende ensuite au malheureux que la loi avait frappé, puisqu'il aura servi volontairement à des expériences utiles, auxquelles la plus active humanité n'aura cessé de présider; car toute tentative qui devrait *sûrement* causer la mort, ou des souffrances inutiles, serait expressément défendue et punie.

AGE.

COMME la scène de la nature varie à chaque saison, la scène de la vie change à chaque âge. Il y a dans les passions de la jeunesse quelque chose de grand et de généreux. Trop plein de vie pour toucher à la terre, trop étranger aux ruses de l'intérêt pour imaginer des devoirs qui ne seraient que de convention, le jeune homme n'a pas encore apporté dans le commerce du monde cette défiance des hommes et de soi-même qu'on nomme maturité. Plus tard il comprendra que ramper est plus sûr : victime des fourbes, il deviendra fourbe à son tour, s'il a l'âme vulgaire, pour ne pas rester dupe. La vieillesse, souvent chagrine, vient ajouter à cet égoïsme de nouvelles glaces et de nouveaux endurcissemens. Comment, au milieu de ces transformations de l'être moral, que les vices ou les vertus des gouvernemens modifient, l'être physique resterait-il le même ! Bien jeune encore, j'eus l'idée de ces influences réciproques, qu'on n'a pas encore approfondies, parce qu'elles sont le mystère de notre nature. Mais ce mystère n'est peut-être pas inaccessible, et la vérité qu'il nous cache n'est pas de celles dont on puisse payer trop cher la conquête. (*Voyez* ma Thèse, soutenue en 1806, à Montpellier, contenant l'exposé d'un travail sur les passions que peuvent développer les maladies, et les maladies que peuvent déterminer les passions.)

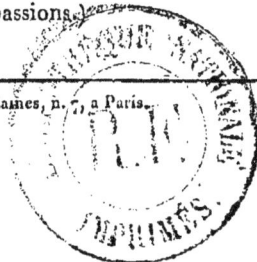

Imp. de SÉTIER, cour des Fontaines, n. 7, a Paris.

373

www.ingramcontent.com/pod-product-compliance
Lightning Source LLC
Chambersburg PA
CBHW070834210326
41520CB00011B/2244